Dr J.-A.-F. CUNEO

de la Faculté de Médecine de Paris

Ancien Externe des Hôpitaux de Paris

✳

Tuberculose Primitive

du Sein

PARIS

JOUVE & BOYER

15, Rue Racine, 15

—

1899

Dr J.-A.-F. CUNEO
de la Faculté de Médecine de Paris
Ancien Externe des Hôpitaux de Paris

Tuberculose Primitive du Sein

PARIS
JOUVE & BOYER
15, Rue Racine, 15

1899

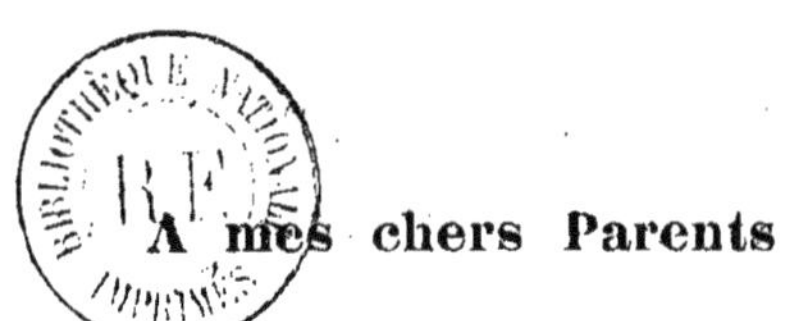

A mes chers Parents

A mes Frères et Sœurs

INTRODUCTION

Toutes les manifestations de la tuberculose ont
particulièrement attiré l'attention des auteurs dans
ces dernières années.

L'infection par le bacille de Koch, qu'elle soit
générale ou locale et quelle qu'en soit la localisation
mérite une étude approfondie, et à cette époque où
la question de la tuberculose sous toutes ses moda-
lités est à l'ordre du jour, nous avons cru qu'il pouvait être intéressant de rapporter quelques observations d'une affection rare, la tuberculose du sein.

Le tuberculose mammaire est connue depuis
longtemps déjà; mais les auteurs ont d'abord confondu et mélangé les cas où le sein se trouve envahi
par une tuberculose locale de voisinage, par une
tuberculose costale par exemple, avec ceux dans lesquels les bacilles se sont installés d'emblée dans les
tissus de la glande mammaire.

Sans nous arrêter à la première catégorie de
faits, qui ne constituent en réalité qu'un épiphéno-
mène d'une affection indépendante de la mammelle,

nous nous attacherons surtout à l'étude de la tuberculose mammaire primitive, proprement dite, qui peut comme nous le verrons se présenter à l'examen clinique sous des formes assez différentes et qu'il importe de diagnostiquer de bonne heure.

Nous étudierons successivement l'histoire, puis l'étiologie et l'anatomie pathologique de cette affection. — Nous verrons les discussions qui se sont élevées entre les histologistes à ce point de vue.

Nous exposerons ensuite les symptômes, la marche et le diagnostic de cette affection et nous terminerons, après avoir rapporté quelques observations, par quelques considérations sur le pronostic et le traitement de la tuberculose du sein.

Avant de commencer cette étude nous sommes très-heureux de pouvoir exprimer publiquement à nos maîtres toute notre gratitude.

Tout d'abord, que M. le professeur Le Dentu veuille bien agréer l'hommage de notre reconnaissance : c'est dans son service que nous avons pu voir et observer la malade qui fait l'objet d'une de nos observations. — Qu'il nous permette aussi de le remercier de ses savants enseignements cliniques que nous ne saurions oublier.

Nous n'oublierons jamais la bienveillance extrême avec laquelle M. le docteur Reynier, professeur agrégé, nous a accueilli et guidé dans notre apprentissage : c'est dans son service que nous avons passé la plus grande partie de notre externat ; Nous tenons à lui témoigner ici notre plus grande et sincère gratitude.

Et à MM. les docteurs Gaucher, professeur agrégé, et Lacombe dont nous avons été aussi l'externe, nous devons ici tous nos remerciements pour les conseils qu'ils ne nous ont jamais refusés.

Enfin, nous devons aussi évoquer dans un cher souvenir la mémoire de M. le docteur Prengrueber aussi prématurément enlevé à l'affection des siens.

Nous remercions M. le professeur Tillaux de l'honneur qu'il nous a fait en acceptant d'être notre président de thèse.

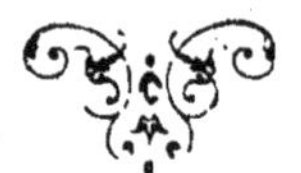

Historique.

Depuis longtemps déjà on a signalé des cas de tuberculose mammaire ; mais les observations anciennes ne sont rien moins que suspectes, car on paraît avoir jadis confondu plus d'une affection avec la tuberculose, en particulier les mammites subaiguës ou chroniques. Cette confusion ne pouvait pas d'ailleurs être évitée, à une époque où le bacille et les inoculations n'étaient point connues.

Nous avons donc dans l'histoire de la tuberculose du sein une longue phase d'incertitude que l'ère bactériologique devait seule faire cesser.

Astley Cooper (1) dans ses ouvrages, aborde cette question et décrit des tumeurs scrofuleuses de la mamelle ; mais il ressort des caractères qu'il leur attribue que plusieurs maladies du sein sont englobées par l'auteur sous la même rubrique.

Velpeau (2) sépare dans ses descriptions l'abcès

(1) Astley Cooper. — Œuvres chirurgicales (Traduction de Chassaignac et Richelot).

(2) Velpeau. — Maladies des seins, p. 285. 1854.

froid du sein d'avec les tubercules proprement dits ;
mais les observations d'abcès tuberculeux semblent
avoir plutôt trait à des suppurations subaiguës qu'à
des lésions tuberculeuses. — Quant aux autres formes, l'auteur en rapporte des exemples dont les uns
semblent bien se rattacher à la tuberculose, mais dont
les autres en sont absolument distincts.

Une observation de Johannet (1) est bien caractéristique.

Nélaton (2) consacre quelques lignes seulement
à ce sujet.

Bérard (3) en a cité deux observations qui ne pa-

Dans le Dictionnaire en 30 volumes, dans la paraissent pas être des cas de tuberculose.

thologie chirurgicale de Nélaton, les auteurs répètent
ce qu'écrivait Velpeau.

Nous en dirons autant pour la thèse de Bauchet (4).

Jollin et Duplay n'en font aucune mention ; dans
le Dictionnaire de médecine et de chirurgie prati-
ques, dans le Dictionnaire encyclopédique des scien-
ces médicales, dans la monographie de Labbé et
Coyne sur les tumeurs bénignes du sein, il n'en est
question que d'une façon incidente.

(1) Johannet. — Revue médico chirurg., tome XIII, p. 301
(2) Nélaton. — Th. d'agrégation, 1839.
(3) Bérard. — Th. pour le professorat, 1842.
(4) Bauchet. — Thèse d'agrégation, 1857.

Bories (1), Gille (2), Bardy (3), ne soulèvent même pas cette question dans leur thèse.

Bazin (4), dans ses leçons sur la scrofule, parle de tuberculose mammaire mais il semble englober dans sa description toutes les suppurations qui ne sont pas aiguës.

A l'étranger Holmes (5), Coley (6), s'occupent un peu de cette question.

Wirchow (7) au contraire déclare ne connaître aucun cas de tuberculose mammaire.

Billroth et Luecke (8) doutent de l'existence de cette maladie.

Hortdloup (9) dans sa thèse d'agrégation en cite une observation qui n'est d'ailleurs pas démonstrative.

En 1881 parut la thèse très intéressante de Dubar (10), premier travail d'ensemble où la question soit étudiée avec soin. — L'année précédente Richet (11) avait publié deux observations ; et en 1881 M. le Pro-

(1) Bories. — Thèse de Paris, 1858.
(2) Gille. — Th. de Paris, 1873.
(3) Bardy. — Th. de Paris, 1876.
(4) Bazin. — Leçons sur la scrofule, p. 410. 1861.
(5) Holmes. — A System of surgery. 1871.
(6) The Lancet 1848, D. I, p. 579 et Arch. génér. de médecine, 1849, t. XIX, p. 99.
(7) Virchow. — Pathol. des tumeurs, t. III, p. 215.
(8) Billroth et Luecke. — Deutsch chir. XVI, p. 30.
(9) Hortdloup. — Th. d'agrégation 1872.
(10) Dubar. — Th. de Paris, 1881.
(11) Richet. — Gaz. des hôpitaux, 13 mai 1880.

fesseur Le Dentu (1) attirait l'attention sur cette maladie.

Nous trouvons ensuite les noms de Ohnacker (2) de Poirier (3), de Verneuil et Duret (4), de Verchère (5), de Habermaas (6), de Piskacek (7), de Kramer (8), de Hering (9), de Berthold (10), de Roux (11), de Coudray (12), de Reclus (13), de Souplet (14), de Campenon (15), de Hebb (16).

D'autres observations ont été publiées par Mandry (17), Bender (18), Robinson (19) et Müller (20).

(1) Le Dentu. — Revue de Chirurgie 1881, p. 26.
(2) Ohnacker. — Archiv. für klin. chir. 1883, t. XVIII, p. 366.
(3) Poirier. — Archiv. gén. de Méd. 1882, t. I p. 50.
(4) Verneuil et Duret. — Progrès médic. 1882, t. X p. 157.
(5, Verchère. — Th. de Paris, 1884.
(6) Habermaas. — Beitrage zur klin. chir. 1886, t. II p. 44.
(7) Piskacek. — Médic. Jahrb. Wienn 1887, p. 613.
(8) Kramer. — Centrabl. f. chir. 1888, p. 866.
(9) Hering — Inaug. dissert. Erlanger 1889.
(10) Berthold. — Inaug. dissert. Bâsel 1880.
(11) Roux. — Th. de Génève 1891.
(12) Coudray. — Th. de Paris 1893.
(13) Reclus. — Clin. chir. p. 418.
(14) Souplet. — Bullet. de la Soc. anatom. 18 juin 1886, p. 413.
(15) Campenon. — Sem. médic. 1888. t. VIII, p. 413.
(16) Hebb. — Trans. of the Path. Soc. of. London 1888, p. 446.
(17) Mandry. — Beitrage z. klin. chir. 1888.
(18) Bender. — Beitrage z. klin. chir. Tubingen 1891.
(19) Robinson. — Brit. med. journ. 11 juin 1892.
(20) Müller. — Inaug. dissert. Wuzburg. 1893.

En 1893, Jacques (1) fit paraître une intéressante revue sur ce sujet.

Viennent ensuite les cas de Remy et Noël (2), de Villard (3) ; puis l'important article de Sabrazès et Binaud (4), ceux de Brucand (5) de Reerink (6) de Gaudier et Peraire (7), de Walther et Pillet (8), de Straus (9) et enfin la thèse de Gauthier (10) de Bordeaux.

Ajoutons pour terminer un cas de Leblanc (11), un article de Mermet (12), puis l'article de P. Delbet (13), dans le traité de chirurgie de Duplay et Reclus, celui de Binaud et Braquehaye (14) dans le traité de chirurgie de Le Dentu et Delbet, et un tout récent publié par M. A. Carrel (15).

(1) Jacques. — Revue méd. de l'Est, 1893, t. XXV, p. 396.
(2) Remy et Noël. — Soc. anat. 1893.
(3) Villard. — Montpellier médic. 1894.
(4) Sabrazès et Binaud. — Archiv. de médec. expérim. 1, nov. 1895.
(5) Brucand. — Th. de Lille 1895.
(6) Reerink. — Beitrage z. klin. chir. 1895.
(7) Gaudier et Peraire. — Revue de chir. oct. 1895.
(8) Walther et Pillet. — Bull. de la Soc. et nat. 1895.
(9) Straus. — La tuberculose et son bacille. Paris 1895.
(10) Gauthier. — Th. de Bordeaux 1895-96.
(11) Leblanc. — Soc. et nat. Juin 1896.
(12) Mermet. — Archiv. gén. de médec. Février et mars 1896.
(13) P. Delbet. — Traité de chir., de Duplay et Réclus, t. IV, p. 841.
(14) Binaud et Braquehaye. — Traité de chir. de Le Dentu et Delbit, t. VII, p. 91.
(15) A. Carrel. — Gazette des hôpitaux, 14 janvier 1899.

Telles sont, rapidement résumées, les principales publications que nous avons pu trouver sur ce sujet dans la littérature médicale.

Les plus importants articles sont la thèse de Dubar, celle de Brucant, celle de Gautier, et les revues de Jacques, de Sabrazès et Binaud, de Gaudier et Peraire, et de Mermet.

Ce sont là les ouvrages les plus importants à consulter sur la question, avec les traités classiques ; nous aurons d'ailleurs à y faire plus d'un emprunt.

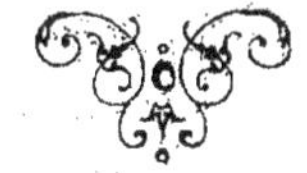

Etiologie.

Les lésions tuberculeuses primitives de la mamelle constituent une affection assez rare, puisque dans son récent article du Traitement de Chirurgie, M. Delbet n'en compte que 37 cas.

Comme on pouvait du reste, s'y attendre ; la femme est bien plus souvent en cause que l'homme. Pourtant celui-ci n'est pas exempt de tuberculose mammaire, malgré le faible développement de cette glande chez lui ; en effet sur les 37 cas dont parle M. P. Delbet, deux ont trait au sexe masculin. — La première de ces observations est celle de M. Poirier, avec examen histologique très probant de Mayor, quoi qu'en dise Habermaas ; la seconde a été vue par M. Thierry.

C'est du reste pendant la période d'activité de la glande que les tubercules s'y développent le plus volontiers : 18 fois, dit Delbet on l'a observé entre 25 et 35 ans ; elle devient très rare au-delà de 40 ans, et tout à fait exceptionnelle après 50 ans. Cette affection n'a jamais été observée avant la puberté.

En dehors des conditions générales de terrain qui sont ici exactement les mêmes que dans toutes les tuberculoses générales ou locales, nous devons examiner les causes occasionnelles.

Le traumatisme est quelquefois en cause d'une façon plus ou moins évidente ; il est juste de remarquer que bien souvent les malades s'aperçoivent par hasard de leur affection, ou que leur attention est attirée de ce côté par des sensations douloureuses. Alors seulement elles cherchent à rattacher à une cause accidentelle l'affection qu'elles viennent de constater et elles la mettent facilement sur le compte d'un traumatisme lointain, léger, dont elles n'ont gardé qu'un souvenir plus ou moins vague. Il ne faut donc pas y attacher une trop grande importance. Si le traumatisme est parfois bien net, son influence a été bien montrée par Verneuil ; cette violence extérieure comme d'ailleurs les inflammations aiguës ou subaiguës peut faire le « lit de la tuberculose », ou même mettre en évolution active des microbes qui jusqu'alors ne produisaient qu'une infection latente.

La menstruation, suivant Dubar n'aurait qu'un influence très restreinte sur la marche et l'évolution de la tuberculose mammaire. « Quelques pico-
» tements, quelques douleurs lancinantes sont si-
» gnalées parfois au moment des règles. Celles-ci

» n'amènent ni augmentation ni diminution du vo-
» lume des seins. Elles peuvent rester normales pen-
» dant tout le cours de la maladie, d'autrefois elles
» sont complètement supprimées ».

La plupart des auteurs pensent que la grossesse
et la lactation n'ont aucune espèce d'influence sur le
développement des tubercules de la glande mammaire. — Dubar l'affirme ; MM. P. Delbet, Binaut et
Braquehaye pensent de même ; la femme dont parle
Habermaas avait allaité ses trois enfants avec le sein
gauche et le sein droit fut frappé de tuberculose.

Piskacek a rapporté un exemple analogue ; Binaud a observé la tuberculose mammaire chez une
vierge.

Cependant, dans une observation d'Habermaas,
dans une autre de Orthmann, la lésion s'est dévelop-
pée pendant l'allaitement.

Enfin, dans l'observation que nous rapportons
plus loin, l'influence de la grossesse a été des plus
manifeste, puisque c'est au cours d'une première grossesse que la maladie fit son apparition ; elle resta
stationnaire pour reparaître et augmenter plus tard,
lors d'une seconde gestation. Sans vouloir dire que la
grossesse soit une cause nécessaire, nous croyons
donc qu'elle exerce néanmoins quelque influence.
En réalité il n'y a rien là qui puisse nous surprendre,

étant donné les modifications générales de circula-
tion qui se reproduisent du côté des seins à cette
époque de la vie.

P. Delbet a recherché dans quelles proportions
les sujets atteints de tuberculose mammaire sont
à d'autres titres des tuberculeux ; voici les résultats
qu'il a obtenus. Sur vingt-six cas, douze malades n'a-
vaient pas d'autres lésions tuberculeuses, dix avaient
des lésions pulmonaires et quatre présentaient ou
avaient présenté auparavant des lésions tuberculeuses
diverses. Dans un cas de Reverdin, il n'y avait pas
de tuberculose pulmonaire et dans celui que nous
rapportons c'est à peine si l'on peut émettre un doute
sur l'état des poumons, qui d'ailleurs fonctionnent aujourd'hui normalement après une guérison de la
lésion mammaire qui remonte à deux ans. On peut
donc dire que la tuberculose mammaire est une tuberculose primitive au sens le plus strict du mot.

Il n'y aurait au reste aucun intérêt à séparer ces
cas des autres, car il peut exister des lésions bacillaires très minimes en quelques points, dans un
ganglion du médiastin, par exemple, sans que l'examen clinique permette de les déceler. Bien des faits
de Strauss, de Dieulafoy, de Pizzini, de Frenckel,
montrent que le bacille de Koch peut séjourner parfois assez longtemps dans nos tissus sans déterminer
des lésions grossières : c'est ce qui constitue le mi-
crobisme latent de Verneuil.

Il nous reste maintenant à préciser la pathogénie de l'affection : il nous faut chercher la porte d'entrée du bacille, ses voies de propagation, en un mot préciser le mode et la voie d'infection du sein.

La porte d'entrée est sans doute très variable : un bacille peut accidentellement pénétrer par une plaie. Il peut suivre la voie lymphatique et c'est le cas peut-être le plus fréquent : enfin, il peut suivre la voie sanguine, et même pour quelques auteurs, la voie des conduits galactophores ; toutefois, cette dernière opinion, qui paraissait bien établie par Dubar entre autres, nous semble à plus d'un point de vue discutable. Nous reviendrons plus utilement sur ce point de pathogénie après avoir examiné les données que nous fournit l'anatomie pathologique et les examens histologiques, mais nous ferons dès maintenant remarquer que lorsque l'infection apparaît autour du mamelon, il ne s'ensuit pas fatalement que l'infection se soit faite par la voie des conduits galactophores. Le bacille peut être apporté là où la lésion se développe, par la voie lymphatique, après avoir pénétré par une lésion minime ou importante de la peau ou de l'épithélium. En particulier, les cas de Verchère et de Krammer consécutifs à un chancre tuberculeux du mamelon sont bien plus en rapport avec une infection par les lymphatiques aérolaires qu'avec une infection par la voie des conduits excréteurs.

Anatomie pathologique

La tuberculose mammaire comprend deux catégories bien établies par Dubar : la *forme disséminée* et la *forme confluente*, qui doivent être étudiées à part aussi bien au point de vue anatomo-pathologique qu'au point de vue clinique.

Ohnacker a voulu s'élever contre cette manière de voir : il s'est efforcé de démontrer que la tuberculose est d'abord isolée, puis disséminée, puis confluente, et qu'en somme il ne s'agit là que de différences sans importance répondant à des périodes diverses du processus morbide.

Cette théorie ne peut être acceptée ; d'abord elle n'est basée sur aucune donnée précise, et d'autre part, il serait véritablement surprenant que la tuberculose ne puisse s'établir qu'en un seul point à la fois dans la glande mammaire, alors que le contraire s'observe d'une façon courante dans tous les autres organes.

Il faut donc, avec Delbet, conserver la division de Dubar. Dans la forme disséminée, on trouve à la coupe dans le tissu mammaire une série de noyaux tuberculeux de grosseur très variable (d'un pois à une noisette ou une amande). Ces noyaux, qui sont bien séparés les uns des autres par du tissu glandulaire normal, sont fermes au début et présentent une coloration jaunâtre au centre. La périphérie, au contraire, tranche par une couleur grisâtre, bleuâtre, que les auteurs ont très justement comparée à celle de la châtaigne cuite. Plus tard, on voit ces noyaux plus volumineux ; quelques-uns d'entre eux ont pris un développement plus rapide que les autres et ont de la tendance à se fusionner entre eux. La consistance en est moins ferme et plus friable ; ils se laissent facilement écraser sous les doigts ; c'est la caséification. Plus tard enfin on a la formation d'abcès comme dans la forme suivante.

Dans la tuberculose confluente on trouve une tumeur unique, irrégulière, bosselée et dont le centre arrive vite à la caséification. Il se creuse des cavités irrégulières, déchiquetées dont les parois deviennent fongueuses : ces cavités sont séparées par des travées plus ou moins irrégulières, de sorte qu'on a une vaste cavité anfractueuse et incomplètement cloisonnée. Le contenu se ramollit de plus en plus, donnant le pus tuberculeux.

L'abcès froid mammaire est ainsi constitué et nous empruntons à P. Delbet sa description : « Sa « paroi est épaisse et tomenteuse, pourvu de sortes

« de franges ou de villosités à sa face interne, parais-
« sant par sa face externe pénétrer dans les tissus
« sains qu'elle envahit progressivement. Sur la
« coupe de cette paroi épaisse, dure, blanc grisâtre,
« d'aspect fibreux ; on aperçoit des groupes de petits
« nodules gros comme une petite tête d'épingle, gri-
« sâtres, demi-transparents. Quelques-uns sont opa-
« ques, déjà caséifiés à leur centre ».

Tous les auteurs sont d'accord sur ces lésions
macroscopiques ; il n'en est pas de même pour les
lésions microscopiques, desquelles découle naturel-
lement l'interprétation pathogénique de la maladie.
Nous devrons exposer ici l'opinion déjà un peu an-
cienne de Dubar qui a encore ses défenseurs et celle
plus récente de Gautier.

D'après Dubar, on pourrait voir sur des coupes
histologiques portant sur des lésions jeunes et peu
avancées dans leur évolution, une infiltration de
cellules embryonnaires dans le tissu conjonctif délicat
qui sépare et unit tout à la fois les acini de la glande,
qui sont encore bien reconnaissables et peu altérés.

Dans les lésions un peu plus avancées, les lobules
sont devenus granuleux et les acini glandulaires ont
complètement disparu : ces cellules jeunes auraient
perforé la paroi acineuse et seraient venues se joindre
aux cellules épithéliales pour remplir la cavité de
l'élément glandulaire agrandie. Alors apparaissent
les cellules géantes. Celles-ci seraient disposées

comme /l'étaient les acini dont elles rapelleraient la forme ; on pourrait même voir quelquefois persister un débris de la paroi de cet acinus autour de la cellule géante. Enfin on verrait dans certains cas que la couronne des noyaux parait formée par la fusion des cellules épithéliales et qu'en dedans d'elle il persiste même quelques cellules épithéliales incomplètement fusionnées.

C'est dire que le follicule tuberculeux s'est établi dans l'intérieur même de l'acinus et tend à se substituer à lui. Ainsi Dubar se trouve conduit à admettre que la cellule géante se forme aux dépens de l'épithélium acineux. Ceci nous explique comment cet auteur, de même que Piskacek et Orthmann qui partagent sa manière de voir, a pu admettre comme pathogénie, l'infection par la voie glandulaire, c'est-à-dire par les conduits excréteurs, par les conduits galactophores.

Toutes différentes sont les constatations et les interprétations de Binaud et Sabrazès, reprises et exposées par Gautier dans sa thèse récente.

« Histologiquement, les parties abcédées sont formées de bourgeons charnus, infiltrées de suffusions sanguines, et traversées par de nombreux capillaires vides ou remplis de hématies, rarement oblitérés. Leur bord libre est caséeux ; on y voit des noyaux qui ayant subi la chromatolyse sont décomposés en fines granulations se teignant fortement au contact des colorants nucléaires. La base de ces bourgeons est composée par des amas de lymphocytes à noyau compact ; elle se continue plus profondément avec une large bande de tissu conjonctif, au milieu duquel sont disséminées des traînées des cellules embryonnaires parfois disposées en îlots cintrés par des follicules tuberculeux en voie d'évolution ou déjà constitués.

« On y rencontre aussi des cellules mononucléaires à contours irréguliers, à noyau clair, muni de deux ou trois nucléoles entouré d'une large bandelette de protoplasma granuleux. On voit encore, mais en plus petit nombre, des cellules contenant plusieurs noyaux vésiculaires à protoplasma non homogène finement fibrillaire et qui sont soit des leucocytes polynucléaires, soit des cellules conjonctives proliférées et devenues mobiles : les deux types d'éléments cellulaires sont de vraies cellules épithélioïdes dont la segmentation nucléaire, le groupement, l'accolement et la fusion, concourent ainsi que le démontrent les phases successives de ce processus à la formation des cellules géantes.

« Ces divers éléments se distinguent des cellules glandulaires dont la forme est cubique et dont le noyau est beaucoup plus riche en chromatine.

« Ce foyer s'infiltre entre les lobules mammaires adjacents s'interposant entre eux, les pénétrant jusque dans les espaces interacineux, — les acini, les conduits galactophores sont étroitement circonscrits par la tuberculose.

« Autour de l'abcès, les épithéliums glandulaires sont loin de rester inertes. Les colorations par le procédé de Gram-Bizzozero témoignent de leur réaction : ils présentent des figures de division karyokynétique et remplissent de leurs éléments proliférés les culs-de-sac dilatés, les cavités acineuses transformées en autant de bourgeons pleins insuffisamment protégés par leur membrane propre contre l'invasion leucocytaire qui les cerne de tous côtés. »

Comment accorder cette description précise et détaillée avec celle non moins minutieuse de Dubar : que sont donc ces cellules géantes observées par ce dernier auteur, disposées comme les acini, et s'étant développées selon lui dans l'acinus lui-même au dépens de son revêtement épithélial. Cela vient sans doute d'une erreur d'interprétation de la part de Dubar. Sabrazès et Binaud, puis plus récemment F. Gautier, dans sa thèse de Bordeaux 1895-96), ont bien montré que la coupe des acini, sous certaines directions, pouvait simuler à s'y méprendre l'aspect de la cellule géante. En effet, on trouve de ces acini remplis d'un exsudat albumineux plus ou moins abondant, cet exsudat coagulé, granuleux, ressemble tout à fait à la substance nécrosée du centre des cellules géantes. Cet exsudat ne tarde pas à repousser vers la périphérie les cellules épithéliales qui se dé-

forment et se disposent en « *palissade* » le long de la
paroi acineuse qui persiste plus longtemps : on a ainsi
une couronne de noyaux autour du centre qui semble
nécrosé et cela rappelle assez exactement la cellule
géante. Il est propable que ces figures sont celles que
Dubar a prises pour des cellules géantes, et c'est pour
cela qu'il considère le siège de celles-ci comme intra-
acineuse ; aussi les donne-t-il comme étant de formation épithéliale. ce qui ne se rencontre pas ailleurs.

Ces pseudo-cellules géantes peuvent pourtant
être distinguées des cellules géantes vraies par plus
d'un caractère. Voici ce que disent Binaud et Braquehaye à ce sujet : « Le protoplasme homogène de
ces cellules qui entourent comme d'une couronne le
coagulum intra-acineux, leur forme cubique ou po-
lyédrique par pression réciproque, leur orientation,
leurs limites bien arrêtées, ne rappellent ni l'aspect
granuleux et fibrillaire, ni les contours rameux des
cellules géantes. »

« On se gardera aussi de la confusion que pourra
créer la présence dans les cavités acineuses de cellules
épithéliales desquamées agglutinées en bloc, plus ou
moins dégénérées, sur lesquelles ressortent par leur
coloration des noyaux compacts.

« Il n'y a que des analogies entre ces amas et les
cellules géantes, ils s'en distinguent par leur confor-
mation globuleuse, la situation médiane des noyaux,
leurs bords bien arrêtés, sans dentelures, la persis-

tance des stratifications épithéliales contre la membrane de l'acinus. »

En résumé, si l'on comprend que Dubar ait pu se méprendre sur la nature de ces figures, à une époque où le follicule tuberculeux était moins bien étudié qu'aujourd'hui dans ces détails et dans sa formation, on voit qu'à l'heure actuelle la différenciation doit être faite. Il suffit d'être mis en garde contre cette cause d'erreur et d'examiner avec soin les préparations pour ne pas s'y laisser tromper.

Au reste, si nous portons un coup d'œil sur la façon dont se forme généralement la cellule géante, nous voyons combien la théorie de Dubar serait exceptionnelle. Borrel a fait sur ce point de très intéressantes recherches chez le cobaye et le lapin. Injectant des bacilles de Koch dans le sang et spécialement dans l'artère rénale, il a sacrifié les animaux à des époques différentes pour voir la façon dont s'édifie la cellule géante. Il a bien montré que les microphages venant comme pour la phagocytose en général, s'avançaient de toutes parts. Leur protoplasme se porte vers le ou les microbes qu'ils ont pour ainsi dire cernés ; mais ce protoplasme progressant plus vite que les noyaux, ceux-ci restent à la périphérie, tandis que le protoplasme des cellules se fusionne : ainsi se trouve constituée la cellule géante avec les bacilles au centre et les noyaux à la périphérie ; tout cela se passe dans le tissu conjonctif interstitiel et généralement tout au voisinage des vaisseaux sanguins ou lymphatiques. C'est donc un processus très différent de celui qu'invoque Dubar.

Par ailleurs on trouve des lésions secondaires en importance dans la tuberculose mammaire.

Les vaisseaux pour les uns sont généralement thrombosés ; pour d'autres ils le seraient rarement. On trouve un peu d'endarterite de la périastérite ; de même pour les veines.

Dubar a noté des névrites de quelques filets nerveux, en rapport avec des phénomènes douloureux très intenses qu'avaient accusé les malades.

Autour du foyer de tuberculose le tissu conjonctif réagit puissamment et on trouve une véritable sclérose, s'étendant au loin dans la glande ; là les acinis sont rétrécis, ratatinés, plus ou moins remplis de cellules épithéliales. Enfin, çà et là, et parfois assez loin du foyer principal on retrouve quelques cellules géantes, isolées.

Dans ces lésions de la mamelle, les bacilles sont généralement peu nombreux, comme le prouvent les recherches de Piskacek, de Habermaas, Orthmann. Kramer, Hering, Roux, Reverdin, Mayor, Maudry, Bender, Berthold, Remy et Noel, Robinson, Villar. Sabrazès et Binaud, Reehring.

Dans notre observation, nous n'avons pu faire de coupes histologiques la tumeur n'ayant pas été enlevée : nous avons dû nous contenté comme nous l'avons relaté dans l'observation de l'examen microscopique du pus. Mais nous avons fait une inoculation au cobaye, inoculation qui a donné un résultat positif. Ce point présente d'autant plus d'intérêt que l'inocution n'a été faite que dans un assez petit nombre de cas.

Le premier Ohnacker innola avec succès un lapin.

Ensuite viennent les inoculations positives de Hœgler et Berthold, de Villar, de Sabrazès et Binaud de Brucant, de Gaudier et Péraire. Il nous reste à discuter les voies d'entrée de la tuberculose mammaire. Dubar et après lui tous les auteurs classiques ont soutenu que les bacilles de Koch pènètrent dans la glande mammaire par trois voies :

1° La voie des conduits galactophores.

2° La voie lymphatique.

3° La voie sanguine.

Pour ces auteurs la voie galactophore serait de toutes la plus fréquente, tandis que les deux autres seraient tout à fait exceptionnelles.

Pour établir cette hypothèse, ils se sont appuyés d'une part sur les prétendues cellules géantes intra-acineuses et aussi sur des cas de tuberculose mammaire ayant débuté par des lésions tuberculeuses du mamelon comme ceux qu'ont publié Verchère, Kramer, Orthmann. Les recherches de Binaud et Sabrazès devaient modifier cette manière de voir.

P. Delbet, dans le **Traité** de Chirurgie de Duplay
et Reclus, tout en admettant les trois voies comme
possibles, pense que la voie lymphatique et la voie
sanguine sont les plus fréquentes. Il ne nie pourtant
pas la voie galactophore et ne serait pas éloigné de
croire qu'il existe là comme pour le rein deux formes
de tuberculose, l'une ascendante par les conduits
excréteurs, l'autre par infection sanguine ou lymphatique.

Au contraire Binaud et Sabrazès, Braquehaye,
Gautier n'admettent que la voie lymphatique et la
voie sanguine. Pour eux l'infection par les conduits
galactophores n'existe pas.

En effet dans les cas de tuberculose du mamelon,
on peut objecter que l'infection s'est faite par voie
lymphatique : cela est d'ailleurs bien en rapport avec
les données nouvelles de l'histologie pathologique.

Ce n'est pas à nous, à prétendre trancher çe
différend ; cependant nous dirons que la dernière
manière de voir nous paraît plus conforme aux pro-
cédés habituels de la tuberculose. Si donc l'infection
par voie galactophore peut exister nous croyons qu'elle
est très exceptionnelle ; en tous cas elle n'est pas
démontrée d'une façon péremptoire.

L'infection par voie lymphatique et par voie
sanguine est certainement la plus commune.

Symptômes

Nous laisserons de côté, les cas dans lesquels la tuberculose mammaire évolue d'une façon tout à fait silencieuse ou du moins est tellement masquée par d'autres signes de tuberculose grave, qu'elle passe cliniquement inaperçue et constitue en quelque sorte une trouvaille d'autopsie. Binaud, cite le cas de Billroth qui examine les mamelles d'une femme de 26 ans, entrée à la Clinique pour une tuberculose pulmonaire et morte au troisième jour. L'un des seins se présenta à la coupe rempli de foyers caséeux, de dimensions variables, sans que cette glande parut cependant plus volumineuse que celle du côté opposé.

Ces cas n'intéressent pas le chirurgien, qui ne saurait y remédier. Quelle que soit la forme de tuberculose mammaire à laquelle on ait à faire, le début de l'affection est presque toujours très sourd et insidieux. Parfois la malade accuse des douleurs plus ou moins vives qui attirent son attention et lui font découvrir l'existence d'une petite tumeur mammaire, comme chez la malade de Binaud et Sabrazès.

Plus souvent peut-être c'est par hasard que la tumeur est découverte : elle s'est donc formée progressivement et sans aucune espèce de douleur. Le début de l'affection peut se faire par la peau ou le tissu cellulaire sous-cutané comme dans les cas de Orthmann, de Kramer, de Poirier. Dans d'autres cas, ce sont les ganglions de l'aisselle qui sont les premiers infectés, de sorte que la tuberculose mammaire a suivi les voies lymphatiques en rétrogradant vers le sein.

Nous n'insistons pas sur les cas où une lésion pleurale ou costale a gagné le sein de proche en proche, comme dans les cas dont parle Mermet (1) et que Piskacek décrit sous le nom de tuberculose mammaire par perforation.

De même que l'engorgement ganglionnaire de l'aisselle peut être un signe prémontioire comme l'a montré P. Delbet, de même on peut voir comme premier symptôme, avant l'apparition de la tumeur, la rétraction du mamelon. Verneuil, Dubreuil, Souplet l'ont observé et Binaud et Braquehaye lui accordent une réelle valeur. Après ce début, excessivement variable l'affection peut revêtir deux formes principales, très-différentes :

1° La forme disséminée ;

2° La forme confluente.

(1) **Mermet, Archiv. génér. de médec., février et mars 1896.**

La forme disséminée est de beaucoup la plus rare. Le sein n'est pas augmenté de volume, ou du moins la tuméfaction est à peine accentuée. Les téguments ne présentent aucune modification, ils sont souples, de couleur normale et libres de toute adhérence ; le mamelon n'est pas non plus altéré. La glande saisie à pleines mains est parfaitement mobilisable sur les plans profonds, mais si l'on vient à palper le tissu glandulaire lui-même on y perçoit des noyaux indurés, séparés les uns des autres et indépendants. Leur volume est variable ; il peut être celui d'une noisette, d'une amande, parfois même d'une noix. Ces noyaux sont durs mais non ligneux et en même temps réguliers et bosselés.

Ces tubercules qui sont peu ou même nullement douloureux ont une marche excessivement lente : Dubar parle de cas où en quatre ans l'affection n'avait fait aucun progrès. L'attention attirée sur ces faits depuis la thèse de Dubar on a pu préciser leur mode d'évolution. Ces tubercules se ramollissent au centre et se caséifient.

Tantôt ils s'ouvrent au dehors après avoir intéressé la peau et s'évacuent en laissant un nombre plus ou moins considérable de fistules tuberculeuses. Tantôt au contraire plusieurs noyaux augmentent de volume plus que les autres, ils finissent par se conglomérer et donner naissance à une masse unique, qui se ramollit, suppure et donne un abcès froid.

Celui-ci par la suite s'ouvrira au dehors laissant une fistule.

Ainsi se comprennent tous les intermédiaires que l'on rencontre suivant les cas, entre la forme disséminée que nous venons de voir et la forme confluente dont nous allons parler maintenant.

Dans cette forme confluente le sein est déformé et l'on y sent à la palpation une tumeur, dont le siège peut varier mais qui occupe plus souvent le segment supérieur et externe de la glande que tout autre point. Cette tumeur comme enveloppée dans une zône un peu empâtée, a une forme arrondie ou ovoïde dont le volume peut atteindre celui d'une mandarine ou d'une orange dans quelques cas.

Généralement, au début cette tumeur est beaucoup moins grosse : avant que la fluctuation n'y paraisse elle est souvent du volume d'une noix ou d'une châtaigne. La peau se mobilise d'abord facilement sur la tumeur à laquelle elle n'adhèrera que plus tard ; la surface de la tumeur elle-même n'est pas régulière, elle présente des bosselures, elle est grenue, mamelonnée. La consistance varie avec l'époque de l'évolution de la maladie.

Au début c'est une tumeur franchement dure et irrégulière ; mais bientôt on sent une rénitence, une mollesse assez vague d'abord, plus nette ensuite. Le ramollissement se fait d'une façon progressive plus ou moins lente. Enfin après avoir fourni une sensation de fluctuation profonde et obscure la tumeur devient franchement fluctuante au niveau de sa partie saillante tandis qu'à la périphérie elle conserve une dureté un peu plus grande avec de l'empâtement. On a dans ce cas l'abcès froid véritable avec sa poche tuberculeuse épaisse.

La douleur est très variable ; nous avons vu qu'elle pouvait être très vive ou au contraire manquer complètement. Plus souvent les malades sentent seulement des picotements, des tiraillements et la douleur, modérée, n'apparaît guère que quand on la provoque par le palper et la pression.

Quand l'ouverture spontanée a eu lieu elle s'est d'abord annoncée par une inflammation des téguments qui deviennent adhérents, puis s'amincissent, deviennent violacés et arrivent à la perforation. — Alors s'écoule un pus séreux, mal lié, mélangé avec des grumeaux blanchâtres et qui en un mot présente les caractères du pus tuberculeux.

Cette suppuration n'a que bien rarement tendance à se tarir spontanément, et la fistule s'organise et persiste ; ses bords sont violacés, déchiquetés, quelquefois décollés, ou au contraire attirés vers la profondeur.

Cependant il peut arriver que la cicatrisation se fasse : cela est très rare après une ouverture spontanée ; plus fréquent après une incision simple quand un bon drainage prolongé n'a pas maintenu l'incision

ouverte. Dans ces cas le sein après avoir considéra-
blement diminué de volume par l'évacuation du
contenu de l'abcès, ne tarde pas à grossir de nouveau
dès que l'orifice s'est cicatrisé. En effet le liquide
purulent continue sans cesse à se former ; la membrane
de l'abcès, le tuberculome de Lannelongue est toujours là et le processus de destruction des tissus par
les sécrétions nécrosantes du bacille, continue son
évolution.

Bien avant cette ouverture spontanée, parfois
même avant l'apparition de la tumeur, les ganglions
sont engorgés dans l'aisselle. Cet engorgement ganglionnaire existe dans les trois quarts des cas, avec
un degré variable. On a noté souvent que cet engorgement des ganglions allait souvent avec une grande
rapidité ; on verrait en particulier assez souvent les
ganglions altérés secondairement par rapport au sein
évoluer plus vite, se ramollir et suppurer avant que
les noyaux mammaires soit ramollis.

Il n'est pas non plus très rare de trouver une
traînée de lymphangite tuberculeuse reliant la tuméfaction du sein à la tuméfaction ganglionnaire. On
perçoit alors un cordon noueux bosselé, très irrégulier
allant de la mamelle à l'aisselle et qui est tout à fait
caractéristique.

C'est en somme ici, comme en tout autre point,
l'évolution habituelle de la tuberculose, sauf pour la
lymphangite qui est ailleurs exceptionnelle.

Au moment où le noyau tuberculeux devient adhérent à la peau, on peut voir celle-ci se déprimer en plusieurs points, donnant, comme l'a vu Campenon, le phénomène de la peau d'orange, avant que l'ulcération et l'évacuation du pus ne se produisent.

Quant à la marche de l'affection, elle est généralement très lente, comme nous l'avons dit ; mais l'état général de la malade peut être très altéré par une localisation de la tuberculose en d'autres points de l'organisme.

Il ne semble pas toutefois que la tuberculose primitive du sein soit souvent le point de départ d'une infection générale tuberculeuse. Pourtant il peut y avoir une propagation de proche en proche aux parties voisines. De même que la tuberculose chondro-costale dans cette région peut donner lieu à des abcès froids intra-mammaires, comme l'ont montré Piskasek et Mermet, de même aussi la lésion mammaire peut devenir le point de départ d'une tuberculose du muscle grand pectoral, ou surtout du périoste costal et du périchondre ; toutefois ces cas paraissent peu fréquents.

OBSERVATIONS

OBSERVATION (personnelle)

Mme A... D..., âgée de 29 ans, concierge à Paris, vient à l'hôpital Necker le 8 octobre 1897.

Antécédents héréditaires. — Rien de spécial à signaler dans les antécédents de famille. Notons cependant qu'il n'y a pas eu de tuberculose ni chez les ascendants ni chez les collatéraux.

Antécédents personnels.. — La malade n'a rien eu de grave pendant sa première ni sa seconde enfance. Réglée à 15 ans, elle l'a été régulièrement jusqu'à l'âge de dix-neuf ans, à ce moment, après un refroidissement pendant la période menstruelle, l'écoulement de sang a été brusquement suspendu, la malade a ressenti des douleurs dans le ventre ; elle a dû rester au lit pendant deux mois.

Mariée à 25 ans, elle est devenue enceinte pour la première fois à vingt-sept ans : vers le quatrième mois de la grossesse, elle prend froid de nouveau. Une affection broncho-pulmonaire se déclare et nécessite l'emploi de cataplasmes sinapisés sur les bases des poumons pendant plusieurs jours. Elle a de la fièvre assez fort ; à ce moment on craignit une fausse couche, nous dit la malade.

Tout ayant fini pour rentrer dans l'ordre, la malade ressentit encore des violents maux de tête, sous forme névralgique. Les douleurs furent si violentes à ce moment que l'on dut avoir recours à des injections de morphine.

Vers le cinquième mois de la grossesse, cette femme s'aperçut de l'existence d'une grosseur à la partie supéro-externe du sein gauche. Cette grosseur n'était qu'à peine douloureuse à la pression. Peu après la malade s'aperçut qu'elle avait un léger engorgement ganglionnaire de l'aisselle du même côté. Enfin, au bout de deux ou trois mois, elle sentit une petite tuméfaction ganglionnaire dans le creux susclaviculaire et un ganglion engorgé plus volumineux sous la partie moyenne du sterno-cléido-mastoïdien gauche.

La malade a accouché à terme, sans incidents spéciaux, d'un enfant bien portant.

On l'a empêché de nourrir son enfant au sein. A partir du moment de l'accouchement et dans l'espace de deux à trois mois environ, la tuméfaction du sein gauche a augmenté de volume progressivement, si bien que la malade a dû à ce moment se faire admettre dans le service de l'hôpital Saint-Louis, où elle est entrée il y a dix-huit mois environ.

Là on lui a fait une ponction aspiratrice dans la tuméfaction du sein gauche et on a retiré du pus ; on a ensuite injecté de l'éther iodoformé. Après ce traitement, il ne restait du côté de la glande mammaire qu'un peu d'empâtement et une tumeur dure, arrondie, du volume d'une petite noix, d'après l'appréciation de la malade.

L'état est resté stationnaire jusqu'au moment de la grossesse suivante. Celle-ci a évolué normalement, sans aucun accident et sans modification locale du côté du sein ni des ganglions. Notons en passant que le mari de la malade ne porte aucune trace de tuberculose.

Le 10 juillet 1897, accouchement normal en occipito iliaque gauche antérieure. Enfant bien constitué et assez vigoureux. La malade ne le nourrit pas au sein.

A partir de ce moment, la tumeur du sein gauche augmente progressivement de volume et devient molle ; cependant la malade ne ressent aucune douleur aigüe de ce côté, elle se plaint seulement de douleurs vagues à la pression et d'un peu d'empâtement.

Examen. — Le 8 octobre 1897, on constate les symptômes suivants : du côté gauche du cou il existe un ganglion engorgé, du volume d'une noix environ au dessous du sterno-leido-mastoïdien et répondant à peu près à sa partie moyenne ; en descendant le palper permet de sentir une série de petits ganglions, en chapelet, assez durs, et descendant presque dans le creux sous-claviculaire où on les sent rouler nettement sous le doigt.

Du côté droit, il y a également un petit ganglion sous le muscle correspondant ; il a fait son apparition depuis le dernier accouchement et présente actuellement le volume d'une grosse noisette.

Tous ces ganglions sauf le premier du côté gauche sont absolument indolents et assez durs. Le plus

gros du côté gauche est lui-même rénitent et un peu
douloureux seulement à la pression.

La peau dans ces régions ne présente absolument
ancune modification. Dans l'aisselle gauche on sent et
on voit un ganglion engorgé, un peu plus gros qu'une
noix, contre la paroi thoracique et immédiatement
sous le bord inférieur du grand pectoral, par consé-
quent appartenant au groupe antéro-interne. Il est
également rénitent mais un peu plus sensible que les
précédents. Autour de lui par un palper minutieux
on perçoit trois ou quatre petits ganglions indurés
mais peu douloureux.

A la partie supéro-externe du sein gauche on
voit une déformation ; les tissus sont soulevés par une
tuméfaction arrondie du volume d'une petite orange.
Cette tumeur commence à trois ou quatre centimètres
en dehors du mamelon et n'est pas douloureuse spontanément.

Le tégument à ce niveau n'a pas changé de
couleur ; on voit seulement un léger réseau veineux
sous-cutané, par transparence. Vers la partie infé-
ro-externe de la tumeur il existe une petite cicatrice ponctiforme, marquant la trace de la ponction
antérieure.

La palpation permet de reconnaître que la peau
est indemne, et généralement mobile sur la tumeur
sauf au niveau de la petite cicatrice. La tumeur est
franchement molle et fluctuante, reposant sur une
masse dure, irrégulière, bosselée, un reu seusible à la
pression. Le tout est parfaitement mobile dans les
divers sens sur les plans profonds ; le mamelon est
normal et non rétracté.

Quand on invite la malade à rapprocher du tronc le bras gauche que l'on maintient écarté, on ne constate pendant la contraction du pectoral aucune modification de la tumeur qui reste en particulier parfaitement mobile et indépendante.

La palpation soigneuse ne montre aucun prolongement profond ; mais en haut et en arrière on sent une traînée d'empâtement léger se dirigeant vers l'aisselle et aboutissant au ganglion dont nous avons parlé plus haut. La pression, même violente, exercée en divers points des premières côtes ne réveille aucune espèce de douleur. Les deux poumons sont sains ; les plèvres sont normales.

Diagnostic. — Tuberculose mammaire avec abcès froid ; traînée de lymphangite tuberculeuse, engorgement secondaire des ganglions.

Traitement. — On propose à la malade une intervention chirurgicale, pour la débarasser de cette grosseur du sein gauche et en même temps des ganglions de l'aiselle ; elle s'y refuse formellement et ne veut pas entrer à l'hôpital.

On pratique alors une ponction aspiratrice avec l'appareil de Potain ; on évacue le contenu de la tumeur mammaire, constitué par un pus gruméleux, sanguinolent et mal lié qui rappelle en tous points le pus tuberculeux. Injection d'éther iodoformé. Pansement ouaté légèrement compressif après occlusion de la piqûre de l'aiguille avec un peu de collodion iodoformé. Pendant la ponction, l'aiguille promené en tous les sens, n'arrive nulle part sur un os dénudé.

Examen du pus — Les ensemencements du pus sur divers milieux n'ont donné naissance à aucune culture.

L'examen direct du pus sur lamelle ne montre aucun élément microbien. Plusieurs préparations faites suivant la méthode de Ziehl ne laissent voir aucun bacille de la tuberculose.

Quelques gouttes de pus sont inoculées par voie sous-cutanée à un cobaye : Chancre tuberculeux, avec engorgement ganglionnaire. L'animal n'est mort qu'au bout d'un mois et demi, mais présentait à l'autopsie des lésions tuberculeuses typiques dans le foie, dans la rate et dans les poumons. Rien dans les reins. En résumé inoculation positive au point de vue de la tuberculose ; pas d'associations microbiennes.

La malade est revue le 23 novembre 1897. L'abcès ne s'est pas reproduit, mais il persiste une masse indurée assez volumineuse dans la glande mammaire ; l'engorgement ganglionnaire de l'aisselle persiste ; celui du cou a diminué.

Cette femme tousse un peu et aurait craché quelques filets de sang. L'auscultation ne révèle rien d'anormal.

Le 17 février, nous revoyons la malade qui a suivi un traitemeut général par l'huile de foie de morue créosotée et le sirop d'iodure de fer. — Elle ne tousse plus ; elle a engraissé et se sent beaucoup mieux portante et plus forte. — Localement l'amélioration est très notable. — Les ganglions du cou ne sont plus perceptibles au palper. — Celui de l'aisselle gauche est encore un peu engorgé, mais il n'atteint pas les dimensions d'une noisette. La tuméfaction mammaire, indolore et mobile a diminué de plus de moitié ; le réseau veineux sous-cutané n'est plus développé. Aucun empâtement ne relie la tumeur mammaire au ganglion axillaire.

La malade présente maintenant une légère hypertrophie du corps thyroïde avec quelques troubles nerveux hystériformes.

Examinée de nouveau le 20 octobre 1898, la malade ne se plaint plus de rien et se considère comme guérie. Tout engorgement ganglionnaire a disparu. Du côté du sein gauche on voit les cicatrices des deux ponctions. Le palper permet de sentir un petit nodule qui n'a pas les dimensions d'une noisette et qui est assez souple bien qu'un peu dur.

L'état général est excellent.

Enfin nous avons pu examiner soigneusement cette malade à la fin du mois de décembre 1898 et nous avons constaté que son état local et général restait très satisfaisant.

OBSERVATION (Résumée)

(Binaud, mercredi médical, août 1894).

Il s'agit d'une femme atteinte d'une affection rare du sein gauche.

Antécédents. — Son père est mort de tuberculose pulmonaire. Dans ses antécédents personnels, on relève la rougeole, trois attaques de rhumatisme aigu, une adénite sous-maxillaire chronique.

En 1892 elle reçut un coup de tête d'enfant sur le

sein gauche : trois mois après, le sein étant resté douloureux, elle constata l'existence d'une petite tumeur de la grosseur d'une noisette.

En décembre 1893, les douleurs étaient plus vives, la tumeur avait grossi, s'était ouverte et donnait une cuillerée à soupe de pus blanc.

Actuellement cette malade se présente avec une petite croûte en dedans du mamelon. Celui-ci est déprimé en doigt de gant. La peau est mobile sur la tumeur. La glande est à peu près normale sauf à la partie inférieure où l'on sent une petite collection dans laquelle pénètre un trajet fistuleux.

Le stylet introduit traverse l'épaisseur même du sein et aboutit au côté externe de cette glande ; il sort imprégné de pus.

La malade ne présente pas de ganglions sauf à droite.

Il n'y a rien aux poumons.

Cette affection n'est ni d'origine costale, ni sous-mammaire ; c'est vraisemblablement une affection tuberculeuse siégeant dans la glande mammaire elle-même et qui devra être traitée par une ablation conoïde.

OBSERVATION

Tubercules de la mamelle gauche

(Dubar, thèse de Paris 1881. Observation recueillie dans le service de M. le docteur Le Dentu)

Gigout Perrine, âgée de 23 ans, cuisinière, entre le 14 février 1880 à l'hôpital Saint-Louis, salle Sainte-Marthe, n° 67.

Cette jeune femme n'a aucun antécédent héréditaire qui mérite d'être mentionné. Dans son enfance elle a été atteinte à plusieurs reprises d'impétigo et d'engorgements ganglionnaires cervicaux multiples, qui d'ailleurs n'ont pas suppuré, en sorte qu'elle ne porte aucune trace de cicatrices au cou. Ces manifestations strumeuses sont bien en rapport avec l'aspect actuel de la malade : celle-ci, en effet, présente un embompoint marqué, une peau fine, transparente, la lèvre supérieure volumineuse, un nez aplati et comme étalé.

A 12 ans, l'aisselle gauche devient le siège d'une tumeur, qui acquiert le volume du poing, s'ouvre spontanément et donne issue à un écoulement séro-purulent qui persiste pendant deux ans environ.

A 17 ans, la menstruation s'établit et depuis lors reste parfaitement régulière.

A 21 ans, une seconde tumeur se développe dans l'aisselle gauche, à côté de la première, mais elle n'atteint que le volume d'une amande et se termine par une fistule qui livre passage à un pus séreux pendant quatre mois environ. Peu de temps après la guérison de cette fistule elle eut un enfant, qu'elle ne nourrit que pendant trois semaines. La cessation brusque de l'allaitement n'a pas été suivie d'accident : les seins se sont bien dégorgés ; il n'est pas resté d'indurations.

A vingt-deux ans, dix mois après avoir sevré son enfant, sans cause appréciable, une petite grosseur se montre à la partie supérieure et externe de la mamelle gauche. Cette grosseur, au moment où la malade s'en aperçoit, a à peu près le volume d'une amande, elle est le siège de légers picotements et paraît augmenter de volume. Cet accroissement fait d'ailleurs de lents mais continuels progrès, et quand la malade entre pour la première fois à l'hôpital, le 15 février 1879, M. le docteur Le Dentu trouve la mamelle gauche doublée de volume.

La peau a conservé sa coloration normale, mais elle ne glisse pas facilement sur la glande. La palpation attentive fait reconnaître que cette tuméfaction de la région mammaire est due en grande partie à l'existence d'une tumeur ovoïde, de la grosseur d'un œuf de poule, occupant tout le segment supéro-externe de la glande, mais n'atteignant pas le mamelon. Lorsqu'on la palpe superficiellement, on la trouve hérissée de petites saillies granuleuses, qui ne sont probablement que des grains grandulaires. Elle est rénitente et donne aux doigts qui l'explorent, la sensation d'une fluctuation obscure.

En prenant soin d'immobiliser la tumeur, la fluctuation devient évidente, particulièrement dans la portion la plus externe. Toutes ces recherches se font avec la plus grande aisance, ear la tumeur n'est le siège ni de douleurs spontanées, ni de douleurs provoquées par la pression.

M. Le Dentu après avoir fait quelques réserves motivées par le manque de souplesse de la peau au niveau du sein et par une rétraction légère au niveau du mamelon, considérant que cette femme est manifestement scrofuleuse, qu'à deux reprises différentes elle a présenté des abcès strumeux de l'aisselle gauche, que d'autre part elle est bien certainement

indemne de syphilis, conclut à l'existence d'un abcès
froid de la mamelle.

Il pratique une ponction avec l'aspirateur Dieulafoy et retire environ 60 grammes d'un liquide blan-
châtre, purulent, assez épais.

Le jour suivant, le liquide se reproduit et la
tumeur reprend son volume primitif. Une incision
assez large donne issue à une quantité notable d'un
pus épais. Le doigt porté au fond de la plaie permet
de reconnaître une cavité sinueuse, à parois épaisses,
rigides, dont la surface irrégulière présente des saillies
et des dépressions qui lui donnent une apparence
aréolaire. Un diverticulum profond, capable de loger
l'extrémité de l'index se dirige vers la partie supérieure et externe de la tumeur.

Un gros drain est introduit dans la poche et on
y fait des injections d'eau alcoolisée. Sous l'influence
de ce traitement la tumeur diminue rapidement de
volume.

Le 6 avril, la suppuration est tarie. l'orifice
fistuleux complètement fermé. Il ne reste plus à la
place de la tumeur qu'un empâtement mal circonscrit et à peine appréciable. La malade quitte l'hôpital.

Au mois de mai 1879, sous l'influence d'une
grossesse arrivée à 4 mois, les deux seins commen-
cent à grossir. Le sein gauche, un peu plus volumineux que le droit devient de plus en plus douloureux
au fur et à mesure que la grossesse avance. En même
temps l'on constate que le mamelon se déprime. Au
mois d'octobre, 30 jours avant l'accouchement, la
cicatrice que porte le sein gauche se rompt et se

transforme en orifices fistuleux, qui donnent passage
à de la sérosité laiteuse.

— L'accouchement a lieu en novembre sans inci-
dent. La femme est décidée à ne pas nourrir son
enfant. Dix jours après l'accouchement, le sein droit
est revenu à son état normal ; mais le sein gauche reste
gorgé de lait, qui s'écoule par les fistules.

En janvier 1880, les fistules du sein gauche donnent issue à du pus séreux. La mamelle est assez
volumineuse ; cependant elle ne présente aucune réaction inflammatoire. La malade est très ennuyée de
ne pas voir ces orifices se fermer. Le liquide s'écoule
continuellement, tache son linge et irrite la peau du
voisinage. Le 14 février elle rentre à l'hôpital et insiste
pour être débarrassée à tout prix de son mal.

La région mammaire est l'objet d'un examen ap-
profondi. En la comparant à celle du côté opposé, on
la trouve presque doublée de volume. Le mamelon
du côté droit est saillant ; du côté gauche, à la place
du mamelon, on trouve une dépression en doigt de
gant dans laquelle on peut introduire une notable
partie de la première phalange de l'index.

Dans la partie externe du sein gauche, on rencontre trois orifices fistuleux, par lesquels s'écoule un
pus séreux. Le stylet ne peut y pénétrer que difficile-
ment et à une très minime profondeur. La peau a
conservé une certaine mobilité dans la moitié interne
du sein. Elle paraît cependant épaissie et cela d'autant
plus qu'on se rapproche du mamelon. Dans la moitié
externe du sein elle est adhérente et on ne peut la
faire glisser sur la glande. Tout le sein pris en masse
est mobile sur les parties profondes. En cherchant
par la palpation à reconnaître l'état de la glande mam-

maire on sent dans certains points des nodosités
assez dures paraissant se confondre les unes avec les
autres, de manière à former une masse assez volumineuse ; dans d'autres points, on reconnaît des noyaux
beaucoup plus petits et isolés. Les pressions exercées
sur le sein n'éveillent aucune douleur. Cependant la
mamelle est de temps en temps le siège de douleurs
spontanées qui augmentent au moment des règles.

Il existe dans l'aisselle gauche deux cicatrices
allongées et inégales, un peu douloureuses, et au-
dessous d'elles on sent deux ou trois ganglions engorgés.

La poitrine est auscultée avec soin. On n'y trouve
aucun signe de tuberculisation. L'état général est
satisfaisant.

M. le docteur Le Dentu insiste sur la difficulté
du diagnostic. Si, en effet, les suppurations ganglionnaires de l'aisselle sont en faveur d'une mammite
scrofuleuse chronique, l'enfoncement du mamelon,
l'épaisissement et l'adhérence de la peau en certains
points, la présence de nodosités dans la glande, peuvent faire songer à une néoplasie de nature maligne.
M. Le Dentu pense que dans l'une ou l'autre hypothèse, il est indiqué de débarrasser la malade de sa
tumeur. S'il s'agit en effet d'une mammite scrofuleuse
chronique, des abcès à marche lente vont se produire
dans le sein, s'ouvrir et rester fistuleux, et donner lieu
à une suppuration d'une durée illimitée.

La suppuration longtemps prolongée est une
cause sérieuse d'affaiblissement et une gêne conti-
nuelle pour la malade. A-t-on affaire au contraire à
une tumeur maligne, l'amputation du sein et l'extir-

pation des ganglions axillaires faite à temps est la seule chance de guérison.

L'opération est pratiquée le 25 février. La plaie est recouverte d'un pansement de Lister.

Le 26, un érysipèle se déclare. En même temps, on constate une rétention d'urine.

Le 28, l'érysipèle diminue. La rétention d'urine a cessé.

Le 5 mars, une nouvelle poussée d'érysipèle se montre et dure jusqu'au 11 mars.

Ces complications n'ont pas entravé le travail de cicatrisation. Le 12 mars la plaie est presque complètement fermée.

L'opérée sort guéri quelques jours plus tard.

Examen du sein amputé. — Examen macroscopique. — Le sein est divisé transversalement. Sur la surface de coupe, on trouve au milieu d'un tissu d'aspect fibreux, un certain nombre de cavités de grandeur variable, pouvant loger depuis un pois jusqu'à un haricot.

Ces cavités sont remplies d'un pus crémeux plus épais au voisinage des parois.

En un point de la coupe, on voit une cavité pouvant admettre une grosse amande, dont les parois sont constituées par un tissu rougeâtre, d'apparence sarcomateuse.

Lorsqu'on presse la glande on fait sourdre un liquide blanc jaunâtre, très épais, et en vidant ces cavités, on constate que leurs parois sont inégales et comme villeuses.

Examen microscopique. — Fait par M. Quénu, chef du laboratoire d'histologie des hôpitaux.

La pièce a été durcie par la gomme et l'alcool,

après avoir été traitée par l'alcool. Des coupes ont été faites dans les différents points de la tumeur, colorées au pricrocarmin et montées dans la glycérine.

Préparation I (100 diamètres). — On aperçoit à ce grossissement une série d'ilots, composés de cellules de forme arrondie et circonscrits par des bandes de tissus fibreux. A côté des îlots bien circonscrits, il est des plaques mal limitées, parcourues par quelques travées fibreuses. Au milieu de ces plaques et de ces îlots cellulaires, il est des parties mal colorées, jaunâtres, comme caséeuses.

L'examen de chacun de ces îlots à un plus fort grossissement (290 d.) nous montre qu'ils sont formés en grande partie de cellules embryonnaires.

Les uns ne renferment presqu'uniquement que ces cellules, qui sont petites, plongées au milieu d'une gangue fibrillaire à la périphérie. Au voisinage se trouve la coupe d'un vaisseau assez volumineux ; mais dans l'ilot même, il n'y a aucune trace de vaisseau.

Dans un îlot voisin, plus allongé, on distingue une série de petits cercles constitués par des cellules dégénérées et déformées Entre les petits cercles, nombreuses cellules rondes. Malgré la dégénérescence et le fusionnement des éléments cellulaires, on reconnaît à leur groupement les traces d'anciens culs de sac glandulaires. A un grossissement de 400 d., on distingue même et très nettement, autour de l'acinus, une zone transparente, amorphe, et dans l'intérieur de l'acinus des cellules irrégulières épithélioïdes. Dans d'autres ilots, et surtout dans les plaques irrégulières, sont des cellules embryonnaires tantôt disséminées sans ordre, tantôt rassemblées en

petits groupes, de forme arrondie : au milieu de tous
ces éléments apparaissent d'énormes cellules à pro-
longements multiples, de dimension et de forme variables, mais ayant toutes des caractères communs :
leur protoplasma est granuleux, coloré en jaune
orangé par le picro-carmin — elles répondent toujours aux points de la préparation les plus granuleux,
les moins colorés, en un mot, elles siègent au centre
des parties en voie de subir la dégènerescence vitreuse.
On reconnaît là les éléments décrits sous le nom de
cellules gênantes. Il n'est pas rare de trouver dans le
même point trois ou quatre cellules géantes. Enfin,
on est frappé dans l'examen de cette préparation
comme dans l'examen de celles qui suivent, par la
rareté, si non l'absence de vaisseaux. Les vaisseaux
ne se trouvent que dans les travées, qui séparent
les ilots et nulle part on ne rencontre de vaisseaux à
parois embryonnaires.

Dans le tissu qui sépare les îlots, dominent les
lésions de l'inflammation. Ici, traînées de cellules rondes
irrégulièrement disséminées ; là cellules fusiformes
en train de subir la transformation conjonctive. Dans
d'autres points bandes de corps fibro-plastiques qu'on
rapporterait volontiers à une tumeur sarcomateuse si
l'on n'avait sous les yeux que ce point de la préparation.

Préparation II. — La préparation II n'est pas
divisée en ilots comme la précédente. A un grossissement de 100 D., elle paraît formée d'amas cellulaires
dégénérés traversés çà et là par des travées fibreuses
et par des faisceaux de cellules fusiformes. La dégénérescence vitreuse est beaucoup plus marquée.

Grande quantité de cellules géantes. Rareté des vaisseaux.

Préparation III. — Même disposition générale
que dans la préparation I (290 D,) La dégénérescence
caséeuse est plus avancée. En outre, un fait déjà constaté dans les autres coupes, et plus frappant dans
celle-ci, c'est l'existence au milieu des cellules géantes,
de cellules possédant un noyau bien distinct et ayant
une forme qui les rapproche des cellules épithéliales.

Préparation IV. — (290 D.) Dégénérescence
caséeuse totale sur certains points. On ne distingue
plus qu'un amas de granulations jaunâtres au milieu
desquelles se détachent des cellules géantes.

Préparation V. — (290 D.) Dans un coin de la
coupe, on trouve, bien circonscrit par du tissu fibreux,
un ensemble d'acini altérés mais reconnaissables,
grâce à la conservation de la paroi propre ; les cellules
ont un noyau et remplissent complètement les culs-
de-sac. Entre les acini sont disséminées des cellules
embryonnaires.

L'analyse détaillée des préparations nous permet
facilement de circonscrire le diagnostic. Il ne peut
être question, en effet, de tumeurs sarcomateuses ou
épithéliales ; l'absence d'alvéoles pour ces derniers,
l'absence de vaisseaux à parois embryonnaires pour
les premières et la disposition spéciale des éléments,
nous fait bien vite rejeter l'hypothèse de sarcomes
plus ou moins dégénérés.

On ne peut hésiter qu'entre un simple mammite
et des tubercules de la mamelle. C'est à cette dernière
idée que nous nous rattachons.

D'abord dans certains points, nous trouvons des
ilots qui ont tous les caractères des agrégats de tuber-

cules, tels que les ont décrits Koster, Friedlander, Charcot, etc., c'est-à-dire une ou plusieurs cellules géantes entourées de cellules épithéliales, et autour de celles-ci, des cellules embryonnaires en voie de transformation épithélioïde. Nous avons même insisté sur l'abondance de ces dernières.

Dans une grande partie de la tumeur, ce n'est pas sous forme d'îlots, mais sous forme d'infiltrations que sont disposés les éléments énumérés plus haut.

Mais partout nous voyons la même évolution et dans le même ordre : la dégénérescence vitreuse commençant par la cellule géante et gagnant les parties voisines ; à côté de ce processus caséeux, un processus scléreux, réalisant la double tendance évolutive du tubercule que M. Grancher appelle une néoplasie fibro-caséeuse. Partout aussi nous notons l'absence de vaisseaux dans des tissus qui paraissent enflammés et à leur place l'existence de cellules géantes, dont la valeur, au point de vue des tubercules, bien qu'exagérée par Schüppel, n'en reste pas moins grande. Nous nous croyons donc en droit d'affirmer qu'il s'agit de tubercules de la mamelle. Néanmoins nous avons tenu à prendre l'avis d'hommes plus compétents, et nous avons eu recours à la bienveillante obligeance de M. Malassez, auquel nous avons soumis nos préparations. M. Malassez nous a déclaré qu'il s'agissait bien de tubercules. Certaines préparations auraient pu être prises pour des coupes de lupus.

Reste un point à éclaircir. Quelle est la part que l'élément glandulaire a prise au processus ? Nous avons signalé dans nos préparations une série d'îlots où il était possible de retrouver l'acinus. Dans la coupe V, le diagnostic est facile; dans la préparation I, il faut une certaine attention pour retrouver la paroi propre.

Nous rencontrons donc sur nos coupes une série de transitions entre le lobule glandulaire altéré, mais très distinct encore et l'îlot tuberculeux. Le tubercule s'est donc développé probablement autour des glandules et peut-être même à la fois autour des culs-de-sac et dans l'intérieur des culs-de-sac que nous avons pu voir complètement remplis de cellules épithéliales déformées et comme fusionnées en partie.

Enfin nous prenons soin de noter que dans ce cas de tubercule mammaire, il s'agit de la forme de tubercule appelé stationnaire. Nos préparations ont la plus grande analogie avec des coupes que nous avons faites dernièrement sur des ganglions tuberculeux de l'aisselle enlevés par M. Tillaux, à l'hôpital Beaujon. Dans les deux cas on observe une quantité considérable de cellules géantes et de cellules épithélioïdes.

Pronostic et diagnostic

Le pronostic de la tuberculose mammaire doit être toujours très réservé, comme pour toute affection tuberculeuse.

Il est évident qu'il faut tenir le plus grand compte de l'état général ; le pronostic est évidemment beaucoup plus grave chez une malade qui porte déjà d'autres lésions bacillaires plus ou moins avancées. En particulier, la tuberculose pulmonaire un peu accentuée assombrit beaucoup l'avenir.

Lorsque la maladie se termine par la mort, celle-ci est généralement due à la tuberculose du poumon.

Par elle-même, la tuberculose mammaire n'entraîne pas la mort ; mais le pronostic est cependant sérieux, car même après la guérison apparente, les récidives sont possibles, soit dans le même sein, soit dans l'autre.

Localement, c'est une affection grave, car elle entraîne, si elle n'est pas traitée, la destruction plus ou moins complète de la glande ; elle envahit généralement les ganglions et peut se propager aux muscles voisins, voire même au périoste des côtes.

L'affection est particulièrement grave chez une nourrice, le fait est facile à comprendre : on a vu la contamination du nourrisson, chez lequel la tuberculose évolue avec une effrayante rapidité.

Le diagnostic différentiel se présente avec des difficultés variables, suivant l'époque à laquelle on examine la malade ; nous l'envisageons donc aux différentes périodes de l'évolution morbide.

Au début, ce diagnostic peut s'accompagner de difficultés insurmontables ; il faudra faire un examen complet et ausculter avec soin les poumons

On recherchera toutes traces d'autres localisations tuberculeuses. En somme, on procèdera surtout par élimination.

A la période de ramollissement, on pourrait confondre avec un abcès subaigu du sein. Ce diagnostic ne laisse pas que de présenter des sérieuses difficultés, car à ce moment la tuberculose évolue assez rapidement.

La mammite chronique peut aussi prêter à la confusion. Dans ces cas, le meilleur guide, en l'absence d'autres lésions bacillaires, est l'engorgement ganglionnaire de l'aisselle que nous avons vu être très précoce et à peu près constant. Si donc on trouve une masse ganglionnaire nette de ce côté, présentant un développement notable, on devra songer à la tuberculose. Du reste, une ponction exploratrice pourra rendre des services, mais l'examen microscopique est insuffisant pour trancher la question : il faudra donc faire l'inoculation au cobaye.

Habermaas fait encore le diagnostic avec le cancer suppuré. Ce diagnostic est en général facilité par l'âge de la malade et par l'état général.

A la période d'induration, deux cas sont à considérer, suivant que l'engorgement ganglionnaire précède ou suit la lésion mammaire.

Si les ganglions sont pris les premiers, on les trouve avec un développement qui n'est pas en rapport avec les dimensions de la tumeur du sein. On sentira parfois un cordon de lymphangite tuberculeuse réunissant les deux parties atteintes.

Quand les ganglions sont pris secondairement, il faut tenir compte de leur évolution. S'ils ont tendance à suppurer, on songera à la tuberculose. Toutefois ce n'est pas là une règle absolue et la mammite chronique peut quelquefois se résorber, tandis que les ganglions dont elle a déterminé l'engorgement peuvent suppurer. Lucas Championnière a observé des cas de ce genre.

Lorsque les ganglions ne sont pas suppurés et qu'il n'existe pas non plus de traînées lymphangitiques, la question est plus difficile à résoudre. On recherchera au bout de combien de temps ont apparu les ganglions ; s'ils se sont engorgés en un mois ou deux, on songera plutôt au cancer : alors ils sont encore petits, durs, roulant sous les doigts.

Au contraire trouve-t-on des ganglions volumineux dans l'aisselle, qui se sont fusionnés entr'eux à la faveur d'une poussée de périadénite, on a les caractères des ganglions tuberculeux de l'aisselle et il est logique d'admettre la même nature pour la tumeur du sein.

Enfin on se rappellera que la mammite chronique ne s'accompagne que très tardivement d'un engorgement ganglionnaire et que celui-ci est toujours modéré. Pourtant Volkmann, Gassmaun, Garre, ont signalé des cas extrêmement difficiles sinon impossibles à diagnostiquer, dans lesquels une mammite chronique simple coïncidait avec des adénites tuberculeuses de l'aisselle. La rareté de tels faits mérite d'être signalé en passant.

Au début quand la tumeur mammaire est dure et que les ganglions ne sont pas engorgés, le diagnostic est comme nous l'avons dit d'une difficulté quelquefois insurmontable. On peut penser à la tuberculose, au cancer, à la mammite chronique : pour trancher la question il faudra tenir compte de l'âge du sujet, du mode de développement de la tumeur, de l'époque à laquelle elle est apparue. Enfin on s'appuiera également sur les antécédents. Au besoin la marche de la maladie lèvera les doutes permis à la période initiale, mais nous allons voir qu'il est important de porter un diagnostic précoce; il ne faut pas trop attendre.

Il est encore utile de différencier la tuberculose primitive du sein d'avec la tuberculose qui s'y est propagée de proche en proche. Le sein peut en effet être infecté par un abcès froid costal. C'est le plus ordinairement alors la cinquième côte qui est en cause. On reconnaîtra cette forme particulière à la douleur réveillée par la pression sur la côte, même à quelque distance du point malade. Un bon procédé consiste à presser en sens inverse sur la partie antérieure et la partie postérieure d'une même côte, comme pour en exagérer la courbure, ou au contraire à appuyer fortement sur une côte dans sa portion axillaire, comme pour redresser sa courbe.; la malade accuse alors la douleur au niveau du point malade.

Au palper du reste on sent que la tumeur présente un pédicule profond qu'on ne confondra pas avec une traînée lymphangitique, d'autant plus que suivant la remarque de Jacques les ganglions axillaires sont ici rarement engorgés. De plus la tumeur siège en un point quelconque du sein et n'a pas pour siège de prédilection la partie supero-externe de la glande.

D'ailleurs si l'erreur était commise, elle serait vite redressée au moment de l'opération que l'on compléterait par l'ablation du pédicule et la résection de la portion de côte malade.

Traitement

Tous les traitements des tuberculoses locales pourraient être ici passés en revue. Cependant il est quelques méthodes auxquelles on n'a jamais eu recours, que nous sachions.

Par exemple, les injections interstitielles n'ont jamais été employées contre la tuberculose mammaire. Du reste, tous les auteurs classiques ne se sont pas occupés de cette question ; c'est ainsi que nous n'avons trouvé aucune indication dans le traité de thérapeutique de Forgue et de Reclus.

La ponction simple de l'abcès froid mammaire est évidemment une méthode très insuffisante, et là, comme partout ailleurs, elle est suivie de récidive ; nous ne nous y arrêterons pas.

Nous en dirons autant de l'incision simple que personne aujourd'hui ne conseille.

La plupart des auteurs ont condamné la ponction suivie d'injection modificatrice, en particulier avec l'éther iodoformé, qui, préconisée par Verneuil, a donné dans d'autres régions de si remarquables résultats. Sans doute, elle est moins radicale que les méthodes dont nous aurons à parler tout à l'heure. Cependant elle donne des résultats et nous n'en voulons pour preuve que l'observation personnelle que nous avons rapportée plus haut. Il faut bien savoir que la première tentative peut rester infructueuse et que la guérison ne survient parfois qu'au bout de deux, trois et quatre injections successives.

Ce n'est pas ici le lieu de révision sur le mode d'action de cette méthode thérapeutique, qui est aujourd'hui bien connu. On lui a reproché d'amener une distention considérable par évaporation de l'éther, capable d'amener quelquefois du sphacèle des téguments ; mais nous répondrons à cette objection que l'on peut facilement éviter de tels accidents, en laissant quelques instants la canule en place, par où l'excès d'éther pourra s'échapper.

On a surtout reproché à cette méthode appliquée aux cas qui nous occupent d'être insuffisante, en raison de l'épaisseur de la poche. Mais à quoi est due cette épaisseur ? à une puissante réaction fibreuse du tissu conjonctif qui est en somme une heureuse réaction de défense de l'organisme.

Ce n'est pas par un autre procédé que guérissent spontanément les lésions tuberculeuses. L'iodoforme, tout en désinfectant la paroi, ne fait que favoriser cette utile réaction et l'argument invoqué contre la méthode n'a plus sa valeur. Toutefois il est évident que ce traitement est moins radical que les suivants, et qu'il ne saurait s'appliquer qu'à la forme confluente de la tuberculose mammaire.

L'incision suivie de grattage, de curage, de cautérisation soit au thermocautère, soit avec le chlorure de zinc, a donné quelques bons résultats ; mais elle ne s'applique, elle non plus, qu'aux formes confluentes. Elle a l'inconvénient en outre de laisser une cicatrice assez étendue et de laisser une plaie étendue et lente à se combler. En somme, elle ne nous paraît pas supérieure aux injections d'éther iodoformé qui ne laissent pour ainsi dire pas de traces, et ne nécessitent ni anesthésie, ni pansements nombreux consécutifs.

L'extirpation suivie du curage des ganglions de l'aisselle est évidemment la méthode la plus sûre et la plus radicale.

Si la tuberculose mammaire est localisée et bien confluente, on se contentera de circonscrire largement la partie malade entre deux incisions curvilignes, dont l'une se continue jusqu'à l'aisselle. On pratiquera ainsi une amputation partielle, cunéiforme du sein.

Si, au contraire, la tuberculose revêt la forme disséminée, c'est à l'amputation totale du sein avec curage qu'il faut se rattacher.

Nous ne dirons rien des cas de tuberculose secondaire de la mamelle qui ne rentrent pas dans notre sujet. Les indications opératoires qu'ils comportent sont faciles à prévoir.

En résumé, nous croyons que dans la forme disséminée il faut toujours avoir recours à l'amputation totale du sein avec curage de l'aisselle, sauf contre-indications opératoires venant de l'état général du sujet.

Dans la forme confluente, l'amputation partielle cunéiforme avec curage axillaire est la méthode de choix ; mais quand la malade se refuse à l'opération, quand on a un abcès tuberculeux mammaire bien localisé, les ponctions répétées, suivies d'injections d'éther iodoformé peuvent amener la guérison et sont préférables à l'incision suivie de curage et de cautérisation.

Au début enfin, quand on se trouve en présence d'un noyau non encore ramolli, la méthode sclérogène de M. Lannelongue, précipitant la réaction par laquelle l'organisme tend déjà à réagir, pourrait donner croyons-nous, des bons résultats : toutefois, les faits cliniques nous manquent pour étayer cette hypothèse logique.

CONCLUSIONS

Nous terminerons cette très modeste étude par les quelques réflexions suivantes qu'elle nous a suggérées :

1° La tuberculose mammaire beaucoup plus fréquente chez la femme que chez l'homme s'observe à l'âge moyen de la vie.

2° La grossesse, la lactation ne sont pas tout à fait sans influence comme on l'a soutenu.

3ᵉ Trois portes d'entrée sont possibles pour l'infection : la voie lymphatique et la voie sanguine bien démontrées sont les plus fréquentes. La voie galactophore n'est pas démontrée d'une façon absolument nette. Si elle existe elle est rare.

4° L'anatomie pathologique, montre qu'au niveau de la mamelle comme d'ailleurs dans tous les organes, la lésion est à début interstitiel et que contrairement à ce que pensait Dubar, la cellule géante n'a pas une origine épithéliale et ne siège pas dans les acini.

5° Cette lésion tuberculeuse peut apparaître après l'engorgement bacillaire des ganglions de l'aisselle.

6° Le traitement de choix est l'ablation cuneiforme de la région atteinte. On y joindra au besoin, le curage de l'aisselle lorsqu'il existe des ganglions malades de ce côté.

7° Lorsque les malades se refusent à l'intervention chirurgicale, pourtant plus sûre, on peut encore obtenir parfois la guérison par la ponction suivie d'injection d'éther iodoformé, dans les cas d'abcès froids intra mammaires primitifs.

BIBLIOGRAPHIE

Arcoleo. — Riforma medica, 1887.

Argellier. — Th. de Lyon, 1898.

Astley Cooper. — Œuvres chirurg. (Trad. de Chassaignac et Richelot).

Bardy. — Th. de Paris, 1876.

Bauchet. — Th. d'agrégat. 1857.

Bazin. — Leçons sur la scrofule, p. 410, 1861.

Bender. — Beitrage, zür klin. chir. Tubingen, 1891.

Berard. — Th. pour le professorat, 1842.

Berthold. — Inaug. dissert. Bacle, 1880.

Billroth et Luecke. — Deut. chir. XVI, p. 30.

Binaud et Braguehaye. — Traité de chirurgie de Le Dentu et Delbet, t. VII, p. 91.

Bories. — Th. de Paris, 1858.

Brucant. — Th. de Lille, 1895.

Campenon. — Sem. méd. 1888, t. VIII, p. 413.

Catellani. — Policlinico, Roma, 1895.

Coley. — The Lancet, 1848, t. 1, p. 579 et Arch. génér. de méd. 1849, t. XIX, p. 99.

Coudray. — Th. de Paris, 1884.

Delbet. — Traité de chir. Duplay et Reclus, t. VI, p. 814.

Desgranges. — Th. de Paris, 1895.

Dubar. — Th. de Paris, 1881.

Durand. — Province méd. 1896.

Fiorentini. — Giorn. d. soc. reule d'igiene, Milan 1895.

Gaudier et Peraire. — Revue de chir., oct., 1895.

Gautier. — Th. de Bordeaux, 1895-96.

Gille. — Th. de Paris, 1873.

Jacques. — Revue médicale de l'Est, 1893, t. XXV, p. 395.

Johannet — Revue médico-chir., t. XIII. p. 301.

Habemaas. — Beitrage zür klin. chir. 1886, t. II, p. 44.

Hebb. — Transact. of the Path. Soc. of London, 1888, p. 446.

Hering. — Inaug. dissert. Erlanger, 1889.

Holmes. — A system of Surgery, 1871.

Horteloup. — Thèse d'agrég. 1872.

Kramer. — Centrabl. f. chir. 1888, p. 866.

Leblanc. — Soc. anat. Juin 1896.

Lotheissen. — Tuberculole de la mamelle. Wien. klin. woch, 1897.

Le Dentu. — Revue de chirurgie. 1881, p. 26.

Mackellar. — The Lancet, 1889.

Mandry. — Beitrage z. klin. chir. 1888.

Mermet. — Archives générales de méd., février et mars, 1896.

Müller. — Inaug. dissert. Wurzburg, 1893.

Nélaton. — Th. d'agrégation, 1839.

Ohnacker. — Archiv. für klin. de chir., 1883, t. XVIII, p. 366.

Poirier. — Archiv. génér. de méd. 1882, t. I, p. 59.

Piskacek. — Méd. Jahrb. wienn. 1887, p. 613.

Reclus. — Clin. chirurg. p. 418.

Reerink. — Beitrage zür klinig. chir. 1895.

Remy et Noël. — Soc. anat. 1893.

Richet. — Gazz. des hôpitaux, 13 mai 1880.

Robinson. — Brit. med. Journal 11 juin 1892.

Roux. — Th. de Genève, 1891.

Sabrazès et Binaud. — Archiv. de médec. expérim., 1er nov. 1895.

Souplet. — Bullet. de la Soc. Anat., 18 juin 1886, p. 443.

Straus. — La tuberculose et son bacille, Paris 1895.

Tillaux. — Sem. médic., 1888.

Velpeau. — Maladies des seins, p. 285, 1854,

Verchère. — Th. de Paris, 1884.

Verneuil et Duret. — Progrès méd. 1882, t. X, p. 157.

Villar. — Montpellier médical, 1894.

Virchow. — Pathologie des tumeurs, t. III, p. 215.

Walther et Pillet. — Bullet. de la Soc. Anatomique, 1895.

Paris. — Imprimerie JOUVE et BOYER, 15, rue Racine.